V

C.

31313

5783

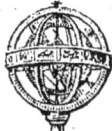

PHYSIOLOGIE DES ODEURS.

MÉMOIRE

Sur les Cosmétiques et les Propriétés

DE

L'EAU DES PRINCES

DU Dᴿ BARCLAY

EXTRAIT CONCENTRÉ DE PARFUMS
EXOTIQUES ET INDIGÈNES

POUR LA TOILETTE.

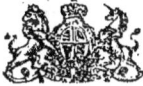

PARIS

Chez SUSSE, passage des Panoramas, 7,

TRABLIT, R. J.-J. ROUSSEAU, 21,

Et chez les principaux Parfumeurs
de la France et de l'Étranger.

Imp. et Fond. F. Loquin et comp.

PHYSIOLOGIE DES ODEURS.

MÉMOIRE

SUR LES PROPRIÉTÉS HYGIÉNIQUES

DE

L'EAU DES PRINCES

DU Dᴿ BARCLAY,

CHEZ SUSSE, PASSAGE DES PANORAMAS, N° 7,

et

Chez TRABLIT, rue J.-J. Rousseau, n. 21, à Paris

---o---

Art d'Embellir la Peau.

De tous les organes dont l'industrie et l'art cherchent à rendre l'aspect plus agréable, la peau est celui dont on s'est le plus occupé, mais trop souvent par des pratiques qui ne sont pas sans inconvénient et sans danger. L'activité continuelle de la peau, la nature de ses diverses fonctions et ses rapports avec tous les autres organes la rendent sujette à un grand nombre d'altérations et d'outrages que l'on peut guérir ou pallier par les moyens hygiéniques que nous offrent les cosmétiques.

Ainsi, cette enveloppe du corps est ternie et souillée habituellement par le produit de sécrétions qui sont insolubles dans l'air atmosphérique. Elle reflète à sa surface toutes les maladies et toutes les indispositions de l'intérieur. Elle change de nuance et de couleur sous l'influence de mille causes différentes, telles que les excès, les veilles, les voyages, les émotions, le froid, l'ardeur du soleil, l'âge, etc.

1842

Le désir de paraître jeune, et d'embellir est aussi riche en moyens que fécond en découvertes ; mais la plupart ne sont que des moyens inertes que la mode adopte ou délaisse tour à tour, parce qu'ordinairement la composition de ces cosmétiques en est abandonnée au trafic de l'industrie. Quelques femmes font encore la folie de se plâtrer la peau avec du blanc de fard (oxyde de bismuth) et s'exposent ainsi aux rides précoces et aux maladies éruptives. J'en dirai autant de l'usage du lait virginal, des eaux-de-vie de lavande, des teintures, des essences diverses et de certaines eaux de Cologne, qui, étant mal préparées, produisent un effet directement opposé à celui qu'on en attendait ; en général, il faut se défier de tout cosmétique dont on ne connaît pas la composition, parce qu'il peut contenir des oxydes, des sels et des acides minéraux qui peuvent produire les plus graves accidents.

D'après ces considérations, on doit préférer l'Eau des Princes à tous les autres cosmétiques, parce qu'on est certain que sa composition est toute végétale, et c'est à cette certitude morale et à ses effets constants pour adoucir la peau, en la rendant plus blanche et plus souple, qu'est due la réputation qui lui est acquise depuis longtemps en Angleterre, en Allemagne et dans tout l'Orient. Son prix étant moins élevé que celui de l'Eau de Cologne, et son arôme étant aussi plus agréable, elle l'a remplacée dans tous les usages de la toilette.

En général, il est fort important de ne pas acheter au hasard les objets de parfumerie que l'on emploie, et les personnes qui tiennent à la beauté de leur peau doivent se servir de préférence des savons de Thompson, de la pommade de Perkins et du cold-cream de Wilson qu'on trouve dans tous les bons magasins de parfumerie de la France et de l'étranger, de même que pour l'entretien des gencives et des dents, on doit exclusivement se servir de la poudre dentifrice et de l'élixir odontalgique du docteur Jackson.

Physiologie de l'Odorat.

L'odorat est un des sens qui est le plus utile et qui procure le plus de sensations délicieuses par les impressions vives et sympathiques dont il est le siège. Personne n'ignore l'influence des odeurs sur le système nerveux ; le médecin a souvent occasion de s'en servir pour réveiller la sensibilité et donner du ton à toute l'organisation : c'est surtout en vue d'agir sur les nerfs olfactifs, pour les stimuler agréab'ement, que les parfums qui composent l'Eau du docteur Barclay ont été réunis pour en composer une odeur suave et douce qui puisse neutraliser les mauvaises odeurs en les décomposant à la manière du chlore et de l'appareil de Guyton Morveau. Il est d'autant plus important de bien choisir les odeurs, que Sauvage cite l'exemple d'une ischurie survenue par l'odeur de la tubéreuse ; Tissot, dans son Traité des maladies des nerfs, rapporte deux exemples de syncopes causées par l'odeur de la lavande et par celle de l'eau de Cologne, etc., etc.

Le docteur Barclay, avant de composer l'eau qui porte

son nom, a étudié avec soin les effets produits par les différentes odeurs, et il a eu soin de n'y faire entrer ni ambre, ni géranium, ni mélisse, ni lavande, ni cannelle, ni tubéreuse, ni jasmin, ni gérofle, ni essence de rose, aucune odeur enfin de celles qui peuvent avoir quelque mauvaise influence sur le système nerveux. Certaines odeurs, dit Cloquet dans le Dictionnaire des sciences médicales, causent le sommeil : telles sont celles de l'opium, de la jusquiame, du stramonium, des fleurs de payot. Le noyer, le sureau, la bétoine, produisent la migraine; les fleurs de *malva moschata* occasionnent des évanouissements. Rosen parle d'une femme qui fut très malade pour avoir couché sur des feuilles de roses éparpillées; les violettes peuvent produire les mêmes phénomènes. Cromer nous dit que pour avoir respiré des roses, les filles de Nicolas Ier, comte de Salin, et un évêque de Pologne, moururent presque subitement. On sait encore que Henri VI et un prince de Savoie furent empoisonnés à l'aide de gants parfumés, et que le pape Clément VII fut tué par les vapeurs d'une torche empoisonnée.

Effets salutaires des Parfums.

Le sens de l'odorat, dit Rousseau, est au goût ce que celui de la vue est au toucher; il le prévient, il l'avertit de la manière dont telle ou telle substance doit l'affecter. Le plus beau spectacle, le meilleur dîner, la plus ravissante musique perdent tous leurs charmes si l'odorat est désagréablement affecté par une mauvaise odeur; tandis que les idées les plus riantes se lient à celles des jardins et des ombrages odorants, et les poètes attribuent avec raison aux parfums la propriété de porter dans l'âme une douce ivresse.

> .... O fleurs!
> L'amour, dont les parfums enflamment le délire,
> Souvent par vos bouquets étendit son empire.

Les parfums disposaient les dieux favorablement, et l'encens d'Arabie fume encore dans nos temples aux grandes solennités. Les dieux n'apparaissent aux mortels qu'environnés de nuages d'encens ou d'une divine ambroisie. Dans le Cantique des Cantiques, la jeune Sunamite s'écrie : « Entourez-moi de fleurs. » *Fulcite me floribus quia amore langueo*. Mahomet ne trouvait rien de plus délicieux sur la terre que les femmes et les parfums. Criton, médecin plus ancien que Galien, avait placé les parfums au nombre des médicaments. Au rapport d'Aétius, Marc Antoine recommande d'honorer sa cendre avec des herbes odoriférantes.

> *Sparge meos Cineres, et odore perlue Nardo*
> *Hospes et adde rosis balsama puniceis.*

Moïse, dans l'Exode, donne la composition des parfums sacrés. Pendant le dîner des anciens, des cassolettes répandaient sans cesse de suaves odeurs, et il vint un temps où la profusion des parfums dans les fêtes devint si excessive, qu'une loi en défendit l'usage, et, à une autre époque, sous la censure de Crassus et de L. J. César, on empêcha la vente de tout parfum étranger.

Les parfums agréables donnent de la gaîté, on respire avec bonheur, le sang circule avec plus de force et s'oxygène mieux dans des poumons largement dilatés. Il faut donc mettre, dit Cloquet, la sensation de l'odorat au nombre de nos plus délicieux plaisirs. Tout ce qui agit mollement sur nos organes, tout ce qui les remue délicatement, nous fait éprouver des sensations de bonheur. Si une odeur forte peut occasionner des troubles généraux, un parfum délicat nous cause souvent de délicieuses émotions. Malheureusement, en France, on s'occupe peu du sens de l'odorat; on cherche tous les raffinements du luxe pour satisfaire les autres sens, et on respire de mauvaises compositions odorantes dont on ne connaît ni l'effet, ni la nature, et qu'on décore du nom de parfums.

Des Cheveux et de leur Entretien.

Les cheveux, qui ont beaucoup d'analogie avec la peau, dont ils paraissent un prolongement, sont susceptibles de différents genres d'attraits, que le cosmétique entretient ou développe. Les cheveux transpirent avec plus ou moins d'activité : ils blanchissent souvent dès la jeunesse, d'autres fois ils tombent par suite de chagrins, de maladies, et il devient utile de s'en occuper avec la plus grande attention. On a proposé mille moyens pour en augmenter la crue, mais le plus souvent les cantharides en forment la base, et l'on comprend le danger d'un pareil cosmétique : nous ne connaissons que la pommade de Perkins qui ait véritablement un effet positif sur le bulbe des cheveux, sans avoir les inconvénients des autres cosmétiques. Les moyens les plus simples, les plus sûrs, les moins coûteux, non pas pour en augmenter le nombre, mais pour leur développement en grosseur, en longueur, et leur conservation, consistent à les couper souvent, les brosser tous les jours et à les entretenir dans un état de moiteur favorable à leur végétation, en ayant soin de les enduire chaque jour avec la pommade de Perkins, où l'on ajoute quelques gouttes d'Eau des Princes. On peut remplacer la pommade de Perkins, par de l'huile d'olive ou d'amandes douces. La dose de l'eau des Princes, que l'on y ajoute, est alors d'un quart; c'est à dire une cuiller pour quatre cuillers d'huile : on a le soin de bien agiter le mélange pour former un mucilage. Quand le cuir chevelu est couvert de pellicules ou que les cheveux sont gras, il faut les laver avec de l'eau aromatisée par quelques gouttes d'Eau des Princes, qui a la propriété d'empêcher les cheveux de tomber et de blanchir.

Les cheveux sont susceptibles d'une espèce de culture, et avec des soins bien dirigés on peut les faire pousser et les préserver pendant de longues années, exempts de toute altération. C'est à tort que certaines personnes pensent que les cheveux ne vivent pas; ils sont animés comme tous nos tissus et ils acquièrent dans certaines maladies, une sensibilité très prononcée et une sorte de contractilité organique sensible. Ils deviennent douloureux dans la plique polonaise, et sensibles au toucher; le froid les fait hérisser; dans certaines maladies, ils se mêlent et se feutrent.

Des Bains Parfumés et de leurs Effets.

Le bain auquel on ajoute un pain de savon, ou mieux un demi-pot de savon liquide de Thompson, dont on se frictionne les membres, en ajoutant au bain un flacon ou un demi-flacon d'eau des Princes, agit promptement ; il enlève les sécrétions des pores, et les corps étrangers qui couvrent la peau, il détache les débris et les pellicules jaunâtres de l'épiderme. L'emploi des bains et le raffinement des onctions furent poussés trop loin chez les anciens ; mais nous pensons que les sociétés modernes sont tombées dans un excès contraire.

Pendant le temps de la république romaine, on se trouva si bien à Rome de l'usage des bains, qu'au témoignage de Pline (lib. ii, chap. 1), on n'y connut pas d'autre médecine pendant 600 ans. Le luxe introduisit dans les bains les eaux de la mer et la neige des montagnes, dit Suétone, et la volupté y jeta à pleines mains le safran et d'autres substances odorantes. Que l'on compare les effets d'un bain ordinaire avec ceux d'un bain aromatisé avec un flacon d'Eau des Princes et on verra qu'ils sont tout différents. Le premier affaiblit les forces, ramollit les chairs, tandis que le second donne du ton à la peau et à tout l'appareil musculaire ; quand on est dans un bain parfumé, on éprouve un sentiment de bien-être, une chaleur douce et agréable : la peau semble y devenir plus élastique, ses pores se purifient, l'épiderme s'en détache et vient nager à la surface. Si le bain est à la chaleur du sang, le pouls conserve par minute le nombre de pulsations qu'il avait avant le bain ; s'il est un peu au dessous, ses pulsations deviennent moins fréquentes, la respiration se ralentit. Sur la fin d'un bain aromatisé, on éprouve un bien être indicible, et ce sentiment se prolonge encore toute la journée ; on est délassé, rafraîchi, on se sent plus fort et plus agile, les idées sont plus riantes, et toutes les fonctions s'exercent avec plus d'aisance et d'harmonie ; aussi fait-on un grand usage de l'Eau des Princes dans toutes les familles qui savent apprécier le confortable de la vie.

Haleine.

Quand les dents ou les gencives sont malades, il faut employer l'Eau du docteur Jackson ; mais si l'haleine est viciée par une mauvaise digestion, par un sommeil interrompu, par un engorgement des amygdales, on peut en corriger l'odeur en se gargarisant avec l'Eau des Princes, étendue dans cinq ou six fois autant d'eau. Les personnes qui ont une transpiration forte, peuvent aussi en neutraliser l'odeur en se lavant souvent avec du lait balsamique, qu'on compose en mettant une cuillerée d'Eau des Princes avec trois cuillerées d'eau ordinaire.

Rapports des Journaux de Médecine sur la découverte du Docteur Barclay.

« Nous ne pouvons nous dispenser de parler de préventions attachées à certains titres. On comprendra facilement que le nom d'un cosmétique, quel qu'il soit, inspire aujourd'hui plus ou moins de défiance. Le charlatanisme a tout discrédité, et en fait de cosmétiques, par exemple, ce sont les empiriques qui les inventent et les revêtent de vertus imaginaires; il y a pour cela fort peu d'exceptions.

Eh! nous aussi ne croyons pas aux promesses de tous les titres. Cependant le nom du docteur Barclay a d'abord commandé une attention particulière de notre part. Ce médecin a publié un mémoire qui, malgré ses formes concises, est rempli de la plus aimable érudition. Nous avons remarqué surtout ce que le docteur Barclay a dit sur les odeurs, et les effets thérapeutiques qu'on peut obtenir des bains parfumés. Il y a là d'ingénieuses pensées et des propositions hors de toute réfutation possible, puisqu'elles sont l'expression de faits pratiques. Le docteur Barclay cite à ce sujet la coutume des Orientaux, à propos des bains parfumés. La composition et la propriété de l'Eau des Princes se rattachent peut-être à quelques cosmétiques usités en Orient. Ce que nous disons là n'est qu'une pure hypothèse de notre part; toujours est-il évident qu'un homme aussi instruit que le docteur Barclay a dû puiser dans ses voyages une instruction solide et profonde. Le nom qu'il vient de donner à son cosmétique n'a aucune valeur pour nous; mais ses propriétés réelles sont des garanties préférables à tous les noms possibles. » (Extrait de la *Gazette de santé*, bulletin médical du 15 janvier 1841.)

Jamais, à aucune époque, la médecine ne s'est autant occupée du perfectionnement de l'homme extérieur que depuis quelques années. Hippocrate s'est fait fashionable, et l'hygiène vient chaque jour au secours de la coquetterie en faisant des emprunts à toutes les connaissances humaines : la mécanique fabrique des râteliers; la métallurgie fond des émaux pour les yeux; la chimie fournit des recettes épilatoires et des compositions pour teindre les cheveux; la gymnastique guérit les bossus; la chirurgie redresse les yeux louches et les pieds-bots par la section des tendons, etc., et un temps viendra où, pour se marier, on sera obligé de se faire délivrer un certificat de bonne conformation exempte de vices rédhibitoires, comme dans la médecine hippiatrique.

L'arsenal de la coquetterie, dit Dumoustier, n'existait pas encore au premier âge du monde :

> On se présentait à la cour
> Avec ses traits et son visage;
> On ne changeait point en un jour
> De teint, de cheveux, de corsage.
> L'art de plaire rajeunissait;
> C'était le seul fard en usage;
> Il ne déguisait aucun âge;
> A tout âge il embellissait;
> Et dès qu'à la cour de Cybèle
> Une déesse paraissait,
> On était sûr que c'était elle.

Ordonnance du Roi.

LOUIS-PHILIPPE, roi des FRANÇAIS.

A tous ceux qui ces présentes verront, salut.
Sur le rapport de notre ministre secrétaire d'état au département du commerce;

Vu l'art 6 du titre 1er, et les art. 6, 7 et 15 du titre II de la loi du 25 mai 1791 ;

Vu l'art. 1er de l'arrêté du 5 vendémiaire an IX (27 septembre 1800), portant que les brevets d'invention, de perfectionnement et d'importation, seront proclamés tous les trois mois par la voie du Bulletin des lois,

Nous avons ordonné et ordonnons ce qui suit :

Art. 1er. Les personnes ci-après dénommées sont brevetées définitivement. Le propriétaire de l'eau des PRINCES du docteur BARCLAY, auquel il a été délivré, le 28 décembre 1840, le certificat de sa demande d'un brevet d'invention.

Art. 2. Il sera adressé à chacun des brevetés et ses cessionnaires ci-dessus dénommés, une expédition de l'article qui le concerne.

Art. 3 Notre ministre secrétaire d'état au département du commerce est chargé de l'exécution de la présente ordonnance, qui sera insérée au Bulletin des lois.

Signé : LOUIS-PHILIPPE.

Par le Roi, le ministre secrétaire d'état au département du commerce.

Propriétés de l'Eau des Princes.

Cette Eau est un extrait concentré des parfums dont se servaient les anciens, et qui sont encore employés dans tout l'Orient ; son odeur est douce et suave, et l'on s'en sert pour neutraliser les mauvaises odeurs et pour parfumer les cassolettes, les sachets, les mouchoirs et les vêtements ; elle remplace avec avantage les eaux de Cologne, les vinaigres aromatiques, les teintures, et les pommades dont on se sert pour entretenir l'éclat et la blancheur de la peau.

Cette Eau balsamique enlève les démangeaisons et les efflorescences de la peau. Les hommes s'en servent aussi habituellement pour neutraliser les effets alcalins du savon et ceux du rasoir sur les bulbes de la barbe. Par ses propriétés alcooliques, elle peut remplacer l'eau vulnéraire, et doit être préférée pour la toilette à toutes les eaux-de-vie de lavande dont on sert au grand détriment de la peau. Comme parfum, l'Eau des Princes sert à récréer l'odorat, à ranimer les forces languissantes, à plonger dans une douce ivresse et à rappeler le calme dans les affections nerveuses.

Mode d'Emploi. — Doses.

Comme cosmétique de toilette, elle remplace l'eau de Cologne, et on l'emploie de la même manière en en versant une ou deux cuillerées à café dans une demi-cuvette d'eau pour se laver la figure avec une éponge et pour se nettoyer les oreilles et les yeux, dont elle fortifie les paupières. Quand on veut l'employer dans un bain, on en verse un demi-flacon, et l'autre moitié se met dans deux litres d'eau, et l'on se fait arroser le corps en sortant des bains avec ces deux litres d'eau parfumée. Quand on veut enlever les parties alcalines du savon qui s'attachent aux mains, après qu'on les a bien essuyées, il faut verser une demi-cuillerée d'Eau des Princes dans le creux de ses mains, et s'en frotter pour leur donner un parfum agréable et donner du ton et du brillant à la substance cornée des ongles, qui, sans cette précaution, est toujours ternie par les savons et l'eau chaude.

Pour les cheveux, on en verse deux cuillerées à café avec six d'huile d'olive, qu'on met dans un petit flacon qu'on agite fortement, et l'on s'en sert pour remplacer les pommades et les huiles dont on fait habituellement usage.

Comme eau vulnéraire, on en met un quart de flacon dans deux verres d'eau; on imbibe de ce mélange des compresses qu'on applique sur les contusions et sur les membres meurtris (ecchymoses), pourvu qu'il n'y ait ni plaies, ni solutions de continuité à la peau.

Comme parfum, on emploie cette eau pure en la versant sur le mouchoir, le linge où les vêtements, sans qu'il y ait crainte d'occasionner aucune tache, même sur les étoffes de soie; elle sert aussi à parfumer les appartements en répandant dans chaque pièce un demi-flacon, ou un flacon d'Eau des Princes.

Avis Important.

Chaque flacon d'Eau des Princes doit être scellé par deux cachets en cire semblables aux modèles ci-joints, et en outre, il y a une coiffe imprimée pour conserver le cachet principal, et une bande imprimée en encre de couleur.

Malgré ces précautions, la cupidité a excité de nouveaux contrefacteurs, qui voulant profiter de la célébrité de cette préparation, rachètent les flacons vides et les remplissent. Pour obvier à cet inconvénient grave, qui pourrait nuire à la réputation de l'Eau du docteur Barclay, les consommateurs sont priés de garder les flacons et d'enlever les étiquettes. Aucun correspondant reconnu par l'auteur n'est autorisé à racheter les flacons vides, si ce n'est le dépositaire général de Paris.

BARCLAY

Dr BARCLAY

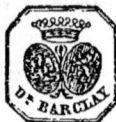

N. B. M. Trablit n'étant que le dépositaire général, ne peut établir aucun dépôt; mais, selon l'usage de sa maison, il accordera la remise ordinaire à MM. les pharmaciens, parfumeurs, commissionnaires, droguistes, etc., qui lui adresseront des demandes soit directement, soit indirectement, par l'intermédiaire de MM. les droguistes et commissionnaires en marchandises.

Dépôt à Paris, rue Jean-Jacques Rousseau, 21,

Et dans tous les grands magasins de Parfumeries de la France et de l'étranger.

Félix Locquin, imprimeur, rue Notre-Dame des Victoires.

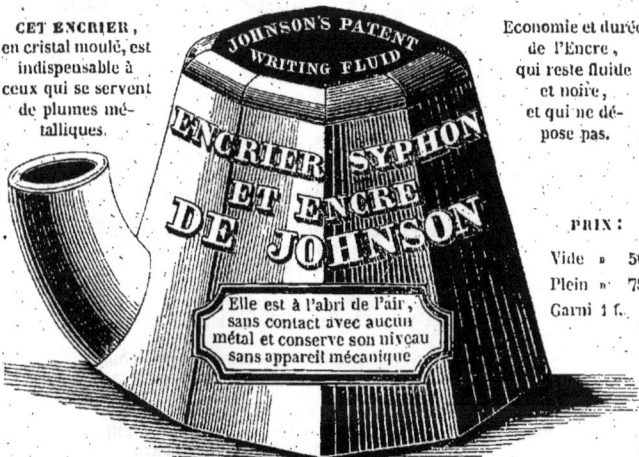

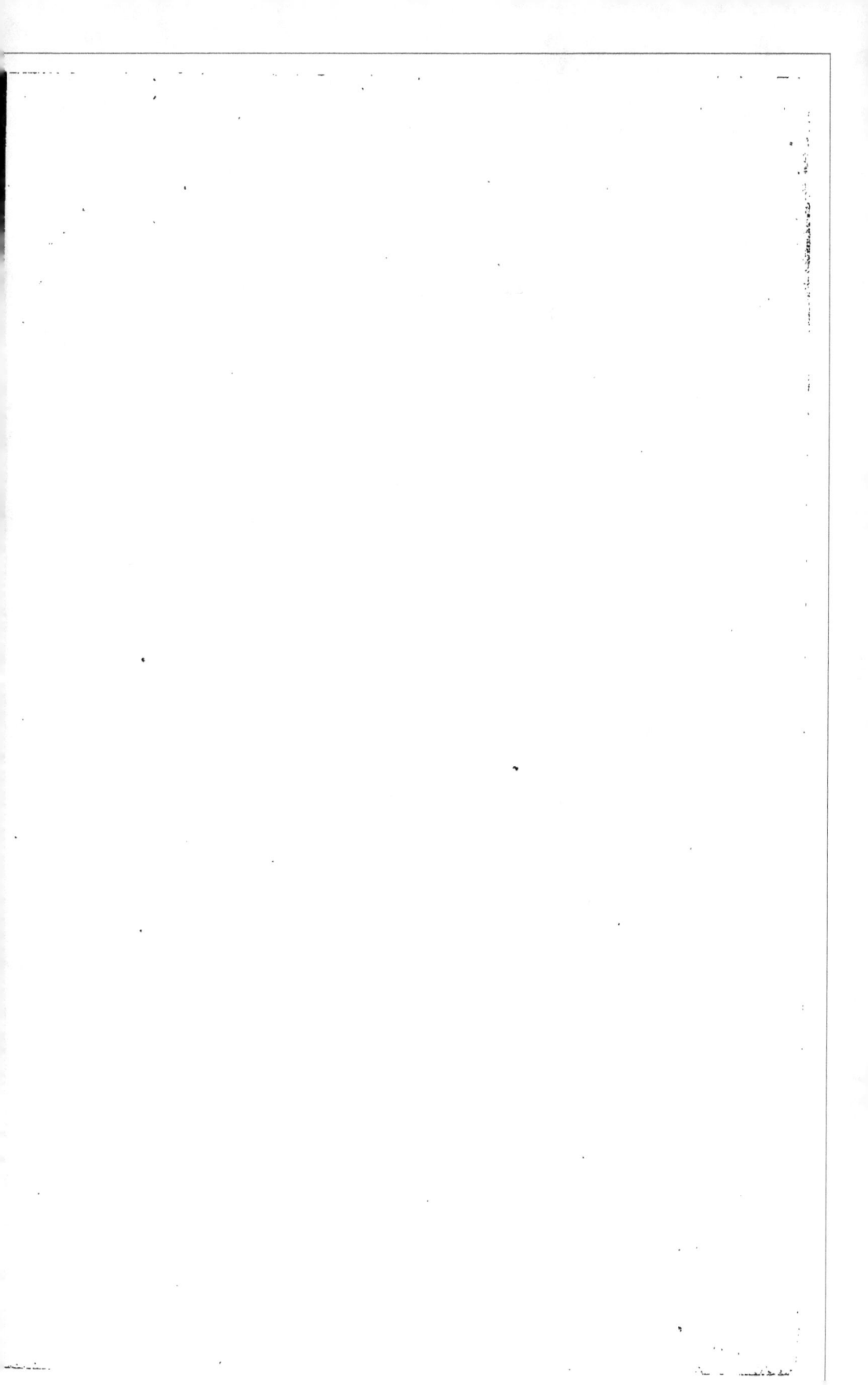

www.ingramcontent.com/pod-product-compliance
Lightning Source LLC
Chambersburg PA
CBHW050422210326
41520CB00020B/6705